GUIDE MÉDICAL

DE

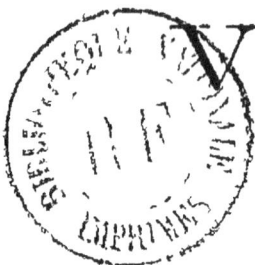
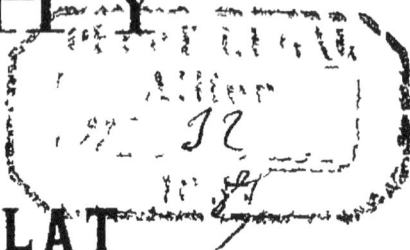

VICHY

PAR

A. MALLAT

PHARMACIEN DE PREMIÈRE CLASSE

Ex-Interne des Hopitaux de Paris

VICHY — Place de l'Hôpital — VICHY

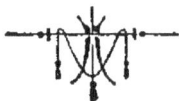

VICHY

C. BOUGAREL, IMPRIMEUR-ÉDITEUR

Rue Sornin.

EAU MINÉRALE NATURELLE DE VICHY

Source MALLAT de St-Yorre

ADMINISTRATION :

Pharmacie MALLAT, Place de l'Hôpital

VICHY

Très alcaline, très gazeuse, sa faible température (12°) la recommande aux malades qui
désirent continuer *chez eux* le traitement de
Vichy.

PRIX :

La caisse de 50 bouteilles	**20ᶠ » »**
— de 30 —	**12,75**
— de 20 —	**8,50**

*C'est l'Eau qui se vend le meilleur marché de
tout le bassin de Vichy.*

S'adresser, pour les renseignements et les
commandes, à la Pharmacie MALLAT, place de
l'Hôpital, à Vichy.

DÉPOT : *Chez tous les Pharmaciens, Dro-
guistes, Marchands d'Eaux minérales de France
et de l'Étranger.*

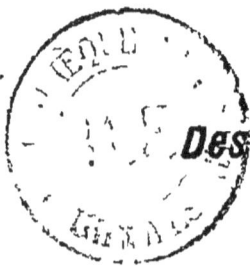

Des Eaux minérales de Vichy et de leur emploi

Vichy doit sa supériorité sur les autres stations d'eaux minérales alcalines, à la variété de la température de ses sources. Quoi qu'on en ait dit, quoi qu'on en pense, la composition des eaux minérales de notre bassin est identique et leurs vertus thérapeutiques se valent ; elles diffèrent entre elles, et c'est là un point bien important, par la température seulement. Elles sont chaudes, tièdes, froides, ou sans fraîcheur.

Ces variations thermométriques, outre des indications particulières, où la thermalité joue un grand rôle, permettent de résoudre facilement, dans le traitement à Vichy même, toutes les questions de digestions des eaux. En effet, personne n'ignore que certains malades qui digèrent les eaux chaudes (Grande-Grille, Puits-Chomel), ne peuvent supporter ni les eaux tièdes (Hôpital), ni les eaux froides (Célestins, Source Mallat de Saint-Yorre) ; d'autres au contraire, ne peuvent digérer que les eaux tièdes ; enfin, quelquefois les eaux froides réussissent très bien à quelques-uns qui ne peuvent absorber, sans souffrir, l'eau chaude ou l'eau tiède.

Ces différences dans la température de sources, toutes alcalinisées par les bicarbonates de soude, de potasse et de lithine, placent notre ville d'eaux au sommet des stations thermales du monde entier. Ces considérations expliquent aussi fort bien, la multiplicité des affections qui y sont traitées : *Maladies de l'Estomac, du Foie, des Reins, de l'Intestin, le Diabète, le Rhumatisme, la Goutte, l'Albuminurie, la Gravelle, etc., etc.*

Légèrement arsenicales et ferrugineuses, ces eaux réussissent aussi dans l'Anémie, la Chlorose, et dans toutes les maladies où l'on prescrit les toniques et les reconstituants.

Le traitement de Vichy dure généralement vingt et un jours. Souvent les malades gravement atteints font deux saisons : l'une au mois de mai, l'autre au mois d'août ou septembre.

Je crois de mon devoir de recommander ici à tous ceux qui viennent chercher auprès de nos sources la force et la santé, de ne commencer aucune médication avant d'avoir consulté un médecin. Il importe que le malade soit suivi de près par un homme de l'art, car on cite de nombreux cas d'accidents survenus à la suite d'imprudences de traitement.

Il ne faut pas que les malades croient que Vichy guérisse radicalement les affections qu'ils y viennent soigner.

Il serait fort blâmable, en effet, le diabétique qui cesserait tout traitement, tout régime, parce qu'il a fait une cure auprès de nos thermes ; et ce que je dis du diabétique, peut s'appliquer en général à tous les genres d'affections traitées par les eaux alcalines. Le traitement doit être repris, continué *chez soi* pendant une partie de l'année. A ce propos encore, je crois bon de conseiller aux malades de prendre l'avis de leur médecin traitant.

Un exemple entre mille :

Un diabétique vient à Vichy avec 60 gr. de glycose par 24 heures. Grâce au régime suivi et au traitement alcalin, après vingt et un jours ce malade n'urine plus que 20 gr. de glycose par 24 heures. Le résultat est superbe, le malade a repris des forces, son poids a augmenté, il se trouve bien mieux à tous les points de vue. Que ce malade, rentré chez lui, abandonne son régime, il ira de mal en pis, il s'affaiblira, et l'année suivante, à son retour dans nos thermes ses urines examinées contiendront 120 gr. de sucre. Si, au contraire, tout en observant un régime moins sévère, il boit 20 jours par mois, *chez lui*, de l'eau minérale naturelle, les 20 gr. de sucre qu'il avait après le traitement fait à Vichy, n'augmenteront pas, et peut-être, disparaîtront entièrement. L'année suivante il reviendra avec peu ou pas de glycose. Cet exemple peut se répéter pour les affections de l'estomac, la goutte, la gravelle, le foie, surtout, etc., etc.

Quelle eau doit-on boire en dehors de Vichy?

J'emprunte la réponse à cette question, à M. le Dᴵ V. Audhouy, qui l'a nettement formulée l'an passé :

« *Loin de Vichy*, dit-il, en s'adressant aux « médecins, vous ne devez administrer que des « eaux froides, celles des Célestins, celles « d'Hauterive, de **Saint-Yorre,** les seules « qu'il soit raisonnable d'exporter et de faire « prendre aux malades, chez eux, en attendant « la saison propice. »

Parmi ces eaux froides, la Source **MALLAT de SAINT-YORRE**, la plus gazeuse de tout le bassin et dont la température n'est que de 12°, se recommande tout particulièrement aux malades qui veulent continuer *chez eux* la cure thermale qu'ils n'ont fait que commencer à Vichy.

Quelques mots sur la Source Mallat de Saint-Yorre

LE village de Saint-Yorre, un des plus petits du département de l'Allier, n'est cependant situé qu'à 7 kilomètres de Vichy. On s'y rend soit par la route de Thiers en traversant Abrest, soit par le chemin de fer. Si quelques étrangers désiraient aller le visiter, je leur conseillerais de prendre le train qui part de Vichy à 11 heures après déjeûner, et qui repart de Saint-Yorre à 1 h. 45. Cette promenade peut se faire sans interrompre le traitement. Pendant les deux heures que l'on reste à Saint-Yorre, on a grandement le temps de visiter les quelques curiosités qui y existent et dont la principale est, sans contredit, la **Source MALLAT**. Elle jaillit à droite de la ligne du chemin de fer, en allant à Thiers, au pied du talus de cette ligne.

Un vaste établissement, construit tout nouvellement, entouré de parterres et de bosquets, répond à toutes les exigences de l'embouteillage et de l'expédition des eaux. En passant en wagon, on peut voir la source s'élancer dans sa vasque élégante, où elle s'étale en laissant dégager des millions de bulles gazeuzes.

Sa température n'est que de 12°. Son débit *extraordinaire* atteint **43.000 litres** par 24 heures. C'est de toutes les sources froides ou tièdes du bassin, celle qui donne le plus d'eau ; les *Nouveaux-Célestins* ne débitant que $13^{m3}620$; *Lardy* 8^{m3}, etc.

Très gazeuse et fortement alcaline, sa composition la range parmi les premières et les plus riches de Vichy.

L'arsenic, le fer qui y existent en quantité notable, la font préconiser comme tonique et reconstituante.

Comme *eau transportable* il ne peut en exister d'aussi bonne ; sa basse température, la grande quantité de gaz acide carbonique qu'elle contient, les soins que l'on donne à l'embouteillage, qui ne s'opère qu'en ma présence et sous ma direction, la recommandent fortement aux malades qui veulent continuer *chez eux* le traitement commencé à Vichy.

J'ai apporté à l'exploitation des sources minérales des idées toutes nouvelles qui me permettent de livrer l'eau à **meilleur marché** que celle expédiée jusqu'à ce jour.

Ainsi, je vends la caisse de **50** bouteilles, **20** fr.

—	—	**30**	— **12,75**
—	—	**20**	— **8,50**

Il suffit, pour les commandes, de s'adresser à l'Administration des *Sources Mallat de Saint-Yorre, pharmacie MALLAT, place de l'Hôpital, VICHY,* où je reçois tous les jours, et où je me mets entièrement à la disposition des étrangers pour tous les renseignements ou indications relatives à leur traitement.

CONSIDÉRATIONS GÉNÉRAEES
sur la provenance
de quelques Eaux minérales froides
du Bassin de Vichy

QUAND l'on examine la plupart des sources froides du bassin (Mallat de Saint-Yorre, Hauterive, Lafayette, Sainte-Marie, etc.) on est frappé de la similitude approximative des chiffres principaux (bicarbonates, sulfates, chlorures). Un examen attentif des couches géologiques rend compte facilement de cette ressemblance de composition. Je crois, d'après mes observations personnelles, que toutes les eaux froides qui émergent dans les terrains d'alluvion des rives de l'Allier, proviennent d'une même nappe d'eau, située à des profondeurs différentes, mais se trouvant partout dans la couche de sable quartzeux mélangé d'argile qui succède immédiatement à une couche supérieure de marne grise feuilletée. A Hauterive, cette couche de sable a été trouvée avec l'eau minérale à 27 mètres de profondeur. M. Voisin affirme même qu'il semble que là, il n'y a qu'une seule nappe d'eau minérale ; à Cusset, on a retrouvé la même couche et la même eau à 33^m25 pour la source Lafayette et à 90^m21 pour la source Sainte-Marie.

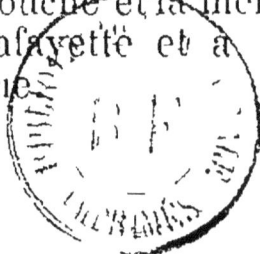

La Source Mallat de Saint-Yorre provient d'un sable argileux situé à 18 mètres au dessous du sol ; bien d'autres, que je pourrais encore citer, viendraient appuyer ma théorie.

On peut ainsi facilement expliquer, en admettant mes idées, la présence de bouillonnements minéraux en différents points du bassin (Abrest, Saint-Yorre, Hauterive, etc., etc.)

Qu'il se fasse une cassure, ou simplement une fissure dans la couche de marne grise feuilletée qui emprisonne l'eau minérale, celle-ci, poussée par la force ascensionnelle de son gaz, traversera cette marne et arrivera dans les terrains d'alluvion (gravier et sable) au travers desquels elle se fera facilement une voie pour venir sourdre à la surface des terres et constituer une source naturelle. De là, il est facile de conclure qu'un captage pratiqué au-dessus de la marne grise ne peut, dans aucun cas, empêcher les infiltrations d'eau douce ; par contre, une source dont le tuyau ascensionnel ira jusqu'à la nappe elle-même, comme cela a lieu pour la Source Mallat, ne risquera jamais d'être mélangée aux eaux filtrantes.

RELEVÉ DES COUCHES GÉOLOGIQUES
de la
SOURCE MALLAT DE SAINT-YORRE

LETTRES D'ORDRE	DÉSIGNATION DES TERRAINS	ÉPAIS-SEUR	PROFON-DEUR
A	Terre arable.	2.50	2.50
B	Sable fin.	1.80	4.30
C	Gravier roulé de l'Allier	1.60	5.90
D	Gravier rouge	.0.40	6.30
E	Graviers (alluvions anciennes de l'Allier).	3. »	7.30
F'	Argile.	0.90	10.20
G	Grès résistant	0.30	10.50
H	Marne grise feuilletée.	7.50	18.00
I	Sable mélangé d'argile constituant le gisement de la nappe minérale.	»	» »»

EXTRAIT

du Bulletin officiel de l'Académie de médecine

(*Séance du 10 mars 1885*)

M. BOUCHARDAT au nom de la Commission des Eaux minérales lit le rapport suivant :

« M. Mallat sollicite l'autorisation d'exploiter « une source d'eau minérale sous le nom de « **Source Mallat**, au lieu dit le *Champ des* « *Boulets*, à Saint-Yorre.

« Cette Source émerge entre le chemin de « fer et l'Allier ; les travaux de captage ont été « conduits par ciel ouvert jusqu'à 7 mètres et « par un sondage jusqu'à 18 mètres.

« Le débit est de 30 litres par minute ; la « température est de 12°.

« Elle renferme :

Bicarbonate de soude............	4,660
— potasse..........	0,380
— chaux...........	0,640
— magnésie........	0,060
— lithine	0,005
Sulfate de soude...........	0,024
Chlorure de sodium	0,510
Arséniate de soude...........	0,010
Silice...........................	0,010
Total...........	6,309

Beaucoup d'acide carbonique libre

« Nous proposons d'émettre un avis favora-

« ble pour que l'exportation de la **Source**
« **Mallat** soit autorisée.

« Les conclusions du présent rapport, mises
« aux voix, sont adoptées par l'Académie. »

Des Produits de Vichy

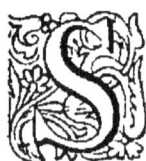

Sous ce nom on range :

1º Les sels extraits des eaux qui, selon leur degré de pureté, peuvent être employées pour boisson ou pour bain.

2º Les pastilles préparées avec ces sels.

Je ne saurais recommander de faire soi-même son eau minérale avec des sels. Il est bien évident que pour les extraire, il faut évaporer l'eau ; on fait donc intervenir un agent, la chaleur, qui chasse l'acide carbonique et qui doit certainement modifier quelque chose dans la composition ; pour s'en convaincre, il suffit de boire de l'eau minérale naturelle, et de l'eau fabriquée avec les sels.

La différence est sensible.

Je ne saurais en dire autant de l'emploi des sels pour bain.

Un rouleau de sels dissous dans 200 litres d'eau tiède donne un bain qui peut sensiblement remplacer un bain thermo-minéral. Si l'on veut un bain demi minéral, n'employer que le demi rouleau.

Tout le monde connaît les pastilles de Vichy. Digestives, stomachiques, antigastralgiques, elles sont malheureusement trop répandues aujourd'hui, car, vendues par tout le monde, leur fabrication a été quelque peu négligée. Celles que j'offre au public, sont préparées dans un laboratoire spécial, elles sont octogones ; sur une face on lit les mots *Vichy* et le nom de l'arôme, sur l'autre : *Mallat-Vichy-St-Yorre.*

Les sels pour boisson se vendent en boîte de 500 grammes environ. Il suffit, pour obtenir un litre d'eau de Vichy artificielle, de faire dissoudre une cuillerée à bouche dans un litre d'eau.

Prix de la boîte..................... **2** fr.

Le rouleau de sel pour bain se vend **1** —

Il suffit d'ajouter ce rouleau à un bain ordinaire pour avoir un bain minéral.

Nos pastilles sont aromatisées à la *Menthe,* au *Citron,* à la *Vanille,* à l'*Anis,* à la *Fleur d'oranger,* elles existent aussi sans arôme.

Prix des pastilles digestives, (Ph^{ie} Mallat :)

La livre.................... **3** fr.

La demi livre............ **1,50**

La boîte de poche........ **1** » »

La 1/2 boîte de poche.... **0,60**

Solution antirhumatismale de Vichy

Dans ma thèse inaugurale *(Recherche et dosage de la lithine dans les Eaux de Vichy)* je disais :

« La lithine alcalinise le sang bien plus fortement que la soude et la potasse, et elle rend les dépôts tophacés formés en partie d'urate de soude plus solubles en se substituant à ces deux bases.

« Garrod a employé le carbonate de lithine dans le traitement de la goutte ; il voit dans ce médicament un moyen très utile pour atténuer, prévenir les accès, attaquer et faire disparaître les conséquences et restes de la maladie. C'est dans la goutte chronique que ces sels ont été d'un meilleur effet.

« On ne peut non plus contester l'action de la lithine sur la gravelle urique, car les sels de cette base sont un dissolvant assuré des dépôts d'acide urique. Les doses faibles auxquelles on administre ce médicament, expliquent facilement l'action bienfaisante de certaines eaux minérales qui en contiennent relativement peu, surtout si l'on tient compte de cette action plus puissante, non expliquée encore, que possède tout corps chimique administré sous cette forme. »

La grande quantité de gaz contenue dans la *Source Mallat de Saint-Yorre*, m'a permis d'augmenter notablement, dans la préparation antirhumatismale dont je parle, la proportion de lithine.

Ma solution se prend à la dose de deux cuillerées à bouche par jour.

Si ce traitement est longuement continué sans interruption, les accès de goutte ou de rhumatisme n'apparaissent pas. Je pourrais citer à ce propos, des exemples frappants de guérison presque complète obtenue chez des goutteux endurcis qui s'astreignaient à prendre chaque jour la dose prescrite de solution antirhumatismale.

La solution antirhumatismale de Vichy se vend en flacon. Exiger l'étiquette bleue revêtue de ma signature.

Prix du flacon.....   **2 fr. 50**
Le litre ....   **8 —**

LISTE DES MÉDECINS CONSULTANTS
A VICHY

AUDHOUY, médecin des Hôpitaux de Paris. — Rue Alquié, Maisons anglaises, 4.

AURILLAC L., ✳, place Rosalie, en face l'Hôpital civil.

BARUDEL. O. ✳, ex-médecin en chef de l'hôpital thermal militaire. — Rue de Paris, 11.

BIERNAWSKI, rue Lucas, villa de Varsovie.

BIGNON, place de l'Hôtel-de-Ville.

BLANCHET, villa du Prince de Galles, boulevard Victoria.

CARVILLE, boulevard National.

CHAMPAGNAT, médecin en chef de l'Hôpital civil. — boulevard de l'Hôtel de Ville.

CHARNAUX, Maison angl., 7 rue. Alquié.

CHOPARD, rue de Nîmes.

COHADON, avenue des Cygnes.

COIGNARD ✳, châlet Turenne, rue Alquié.

COLLONGUES, maisons anglaises, 2, rue Alquié.

CORNILLON, médecin sous-inspecteur adjoint, avenue de la Gare, près de l'église Saint-Louis.

CYR, médecin sous inspecteur adjoint, rue Prunelle, maison Daumas.

DURAND-FARDEL, ✳, rue du Parc, en face la source du Parc.

DUROSIER, Villa des Marronniers, rue de Nîmes.

FRANTZ-GLÉNARD, boulevard Victoria, 33.

FOURNIER Hilaire, maisons anglaises 6, rue Alquié.

GRELLETY, rue Prunelle, chalet Paturle.

HALBRON ✳, maison anglaise, 8, rue Alquié.

JACQUEMART, boulevard National.

LALAUBIE (de) ✳, r. Prunelle, coin de la rue Alquié.

LEJEUNE, établissement hydrothérapique. — Rue de l'Etablissement prolongée.

LUGAGNE, rue Sornin-Gagnière.

MERLE, médecin de l'hôp. de St-Vrain. Pl. Rosalie.

MILLET-LACOMBE, rue de Nismes, 18.

NAVAULT, rue Lucas.

NICOLAS Gabriel, médecin de l'hôpital civil, vice prés. de la Soc. d'Hygiène de Vichy, r. de Nîmes

PASSAQUAY, rue Montaret.

PEYRAUD, boulevard National.

PUPIER Z., villa Strauss, sur le Parc.

REIGNIER A., place Rosalie.

ROUX J.-B., Avenue de la gare.

SÉNAC, rue du Parc.

SOULIGOUX 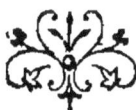, boulevard national, villa Thérapia.

THERRE, ex-méd. de l'hôp. de Thiers, r. du Pont.

VEILLON 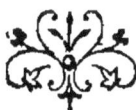, rue Lucas.

VERSEPUY, rue de Ballore.

WILLEMIN O 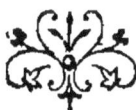, boulevard National, ancien châlet de l'Empereur.

WINDRIF 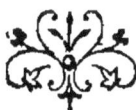, rue de Paris.

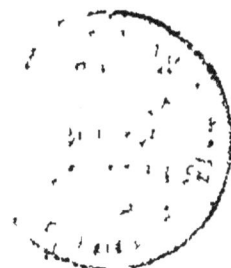

VICHY. — IMP. BOUGAREL, RUE SORNIN.

PHARMACIE A. MALLAT

Place de l'Hôpital — VICHY

Dépôt de toutes les Eaux minérales

Françaises et Étrangères

Administration des eaux minérales de Vichy

Source MALLAT de St-Yorre

LABORATOIRE D'ANALYSES MÉDICALES

(Spécialement d'analyses d'urines)

Dirigé par A. MALLAT

PHARMACIEN DE 1re CLASSE

EX-INTERNE DES HOPITAUX DE PARIS

Analyse complète (qualitative et quantitative) . . . . 10 fr.

Analyse qualitative, ou Dosage d'un corps : sucre, urée, albumine, etc. . 5 fr.

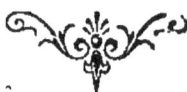

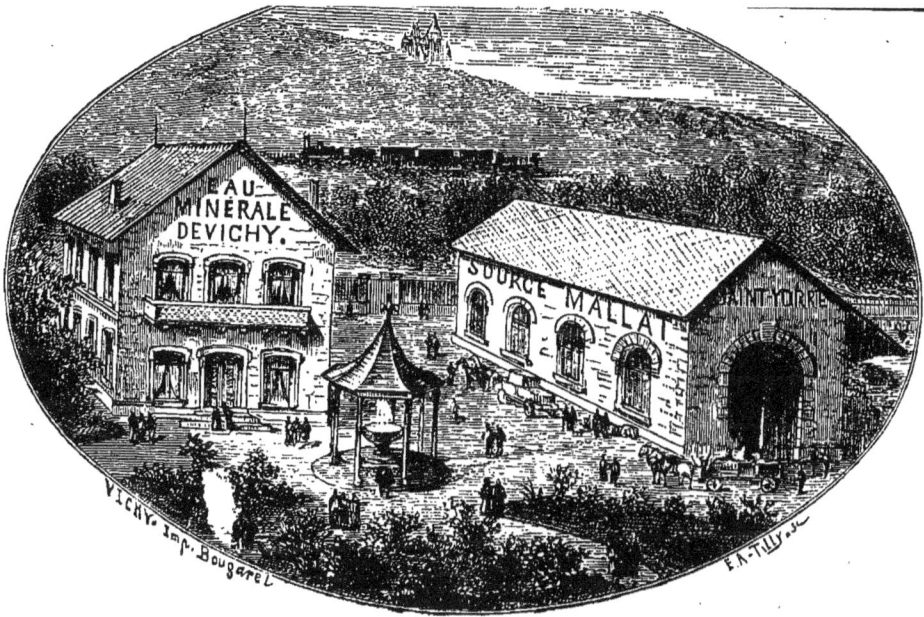

EAU MINÉRALE DE VICHY.
SOURCE MALLAT
SAINT-YORRE
VICHY. Imp. Bougarel.
E.A. Tilly. sc.

www.ingramcontent.com/pod-product-compliance
Lightning Source LLC
Chambersburg PA
CBHW050431210326
41520CB00019B/5885